孩子近视了，怎么用药控制

低浓度阿托品应用释疑

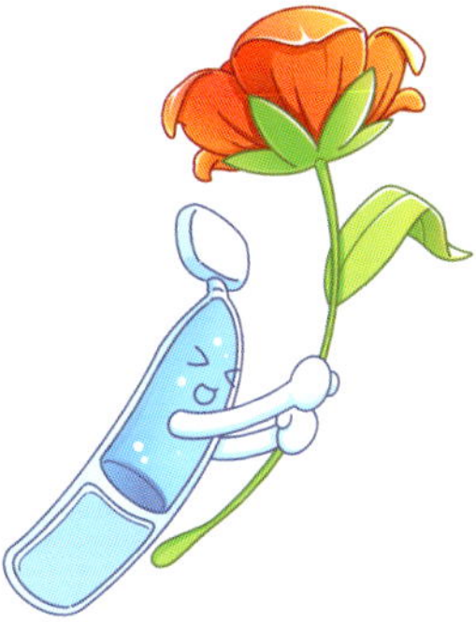

主　审　孙兴怀

主　编　尚建慜　瞿小妹

副主编　赵　宇

编者名单（按姓氏笔画排序）

孙兴怀　尚建慜

赵　宇　瞿小妹

插　画　曹忠祥

人民卫生出版社

·北　京·

图书在版编目（CIP）数据

孩子近视了，怎么用药控制 ：低浓度阿托品应用释疑 / 尚建懋，瞿小妹主编. -- 北京 ：人民卫生出版社，2026. 1. -- ISBN 978-7-117-39006-4

I. R778.105

中国国家版本馆 CIP 数据核字第 202559XC66 号

人卫智网	www.ipmph.com	医学教育、学术、考试、健康，购书智慧智能综合服务平台
人卫官网	www.pmph.com	人卫官方资讯发布平台

孩子近视了，怎么用药控制

——低浓度阿托品应用释疑

Haizi Jinshi le, Zenme Yongyao Kongzhi

—Dinongdu Atuopin Yingyong Shiyi

主　　编：尚建懋　瞿小妹
出版发行：人民卫生出版社（中继线 010-59780011）
地　　址：北京市朝阳区潘家园南里 19 号
邮　　编：100021
E - mail：pmph @ pmph.com
购书热线：010-59787592　010-59787584　010-65264830
印　　刷：廊坊一二〇六印刷厂
经　　销：新华书店
开　　本：787 × 1092　1/32　　印张：3
字　　数：51 千字
版　　次：2026 年 1 月第 1 版
印　　次：2026 年 1 月第 1 次印刷
标准书号：ISBN 978-7-117-39006-4
定　　价：40.00 元
打击盗版举报电话：010-59787491　E-mail：WQ @ pmph.com
质量问题联系电话：010-59787234　E-mail：zhiliang @ pmph.com
数字融合服务电话：4001118166　E-mail：zengzhi @ pmph.com

序

近视，虽常见，却绝非小事。近年来，我国儿童青少年近视发生率持续攀升，发病低龄化、进展快速化，已成为备受关注的社会公共卫生问题。它关乎每个孩子成长过程中的视觉质量，更关乎一个民族的未来眼健康。医学不仅是治病的技术，更是守护人的艺术。我们眼科医务工作者，不仅要帮助患者解决当下的病痛，更要着眼于长远视觉健康，做到近视的早期干预、科学防控、全社会共管。

正因如此，复旦大学附属眼耳鼻喉科医院眼科、国家卫生健康委员会暨中国医学科学院近视眼及相关眼病重点实验室专家团队，一同精心编写了这本关于低浓度阿托品眼药水及近视防控的科普手册。本书从立项到成稿，始终立足于服务大众、科学指引的初衷，致力于将专业的近视防控知识转化为通俗易懂的语言。书中系统阐述了近视的成因与分类，重点讲解了近视防控基础药物低浓度阿托品眼药水的作用机制、适用人群、正确使用方法及联合防控策略，并以问答形式切实回应了家长最关心、最困惑的实际问题。内容注重科学性和实用性，叙述力求亲切明晰，是一本很适合家庭和校园使用的近视防控参考指南。

编写团队在科学与普及之间的平衡把握，使本书不仅体现了国家卫生健康委员会暨中国医学科学院近视眼及相关眼病重点实验室的研究成果和复旦大学附属眼耳鼻喉科医院眼科的近视防控专业水准，更是融入了多年来临床服务中积累的人文关怀。相信这本科普书将成为家长、教师和孩子们身边的“视力健康顾问”，帮助更多家庭了解近视的科学防控，走出近视防控误区。

防控近视，是一场科学攻坚战，更是一项需要爱心、耐心与智慧并重的长远工程。愿我们共同努力，为孩子们的光明未来贡献力量。

国家卫生健康委员会暨中国医学科学院
近视眼及相关眼病重点实验室
复旦大学上海医学院眼科学与视觉科学系
复旦大学附属眼耳鼻喉科医院眼科
孙兴怀
2026 年元月

前言

近视已经成为当今社会最普遍的“健康挑战”，全球有超过半数的人口正在或即将受到它的困扰，特别在青少年儿童中，发病早、进展快、波及范围广，俨然成为一种“视力流行病”。我们之所以称之为“病”，是因为近视，特别是高度近视，会增加罹患白内障、青光眼、黄斑变性、视网膜脱离等其他眼部疾病的风险。而我们更希望它不成为“病”，希望通过我们的努力，通过科学防控，让眼睛这部“照相机”，在任何时候都能捕捉清晰的世界。

当然，近视远非我们想象的那样简单，近视的产生与遗传、用眼习惯、生活方式，乃至现代社会的整体变迁息息相关。学习压力重、户外活动少、视频终端显示屏的广泛使用、早教的普及，这些现代生活元素在促进智力发展的同时，也在无形中改变着我们眼睛的成长轨迹。

一旦发生近视，并不是戴眼镜了事，止步于此。我们更应该主动应对，从被动矫正转为积极防控。增加户外活动、养成良好用眼习惯、验配功能型框架眼镜、使用角膜塑形镜或特殊设计的软性隐形眼镜、滴用低浓度阿托品眼药水等方法，都在近视防控中发挥着积极作用。如何科学运用这些方法，是单打还是组合拳，需要我们设计科学、系统而个性化的方案。

作为近视防控的“利器”之一，低浓度阿托品眼药水受到越来越多家长的关注，但也伴随着诸多疑问，这正是我们撰写这本书的初衷。我们力求不让它成为一本晦涩难懂的医学教科书，而是一本贴近大众、教师、家长甚至小朋友们喜闻乐见的科普手册。我们希望通过通俗易懂的语言，让专业的眼科知识变成身临其境的阅读体验。在这本科普书里，您将了解到近视眼的特性，多种防控近视的方法，并围绕低浓度阿托品眼药水的方方面面，开启一段科学与实用并存的近视防控之旅。我们不仅期待与您共享旅途的风景，更盼望与您一同收获近视防控成效的欣喜，当然，也需要我们共同付出跋涉的艰辛。

健康是生命的基石，视觉健康则是拥抱世界的手臂。

愿这本书成为您案头理性、温暖而有趣的朋友，陪伴孩子走向光明清晰的未来。

复旦大学附属眼耳鼻喉科医院

尚建慜　瞿小妹

2026 年元月

目录

01

第一章
近视的相关概念

01 什么是近视？

如果把眼睛比作一台照相机，正常视力下，光线会精准聚焦到视网膜上，而近视的眼睛，要么是镜头（角膜/晶状体）太凸，要么是机身（眼轴）太长，导致影像提前聚焦在视网膜前，看远处就像打了马赛克！

正视眼：光线聚焦在视网膜上

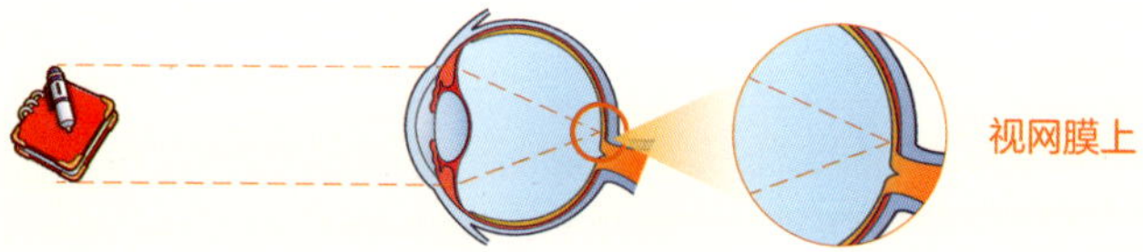

正视眼光线聚焦图

近视眼：眼球屈光力量太强了，光线提早聚焦在视网膜前了

近视眼光线聚焦图

专业一点来说，近视是屈光不正的主要类型之一，主要由于眼轴过长或角膜/晶状体屈光力过强，平行光线经眼球屈光系统后聚焦在视网膜前，导致远视力下降。

趣味小实验

用手电筒照墙面，使光斑凝聚成一个小圆圈，这就是视力清晰的状态；而如果将手电筒远离一点，光斑就会变大，同时变得模糊，这就是眼轴变长，使光线无法聚焦了！

02 近视如何分类？

通俗一点说，我们把近视分为以下几种

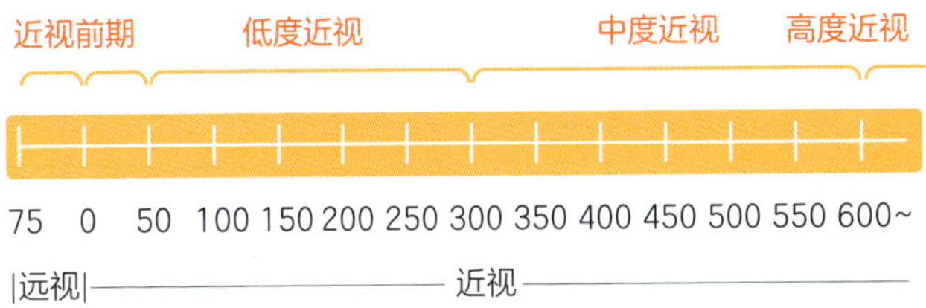

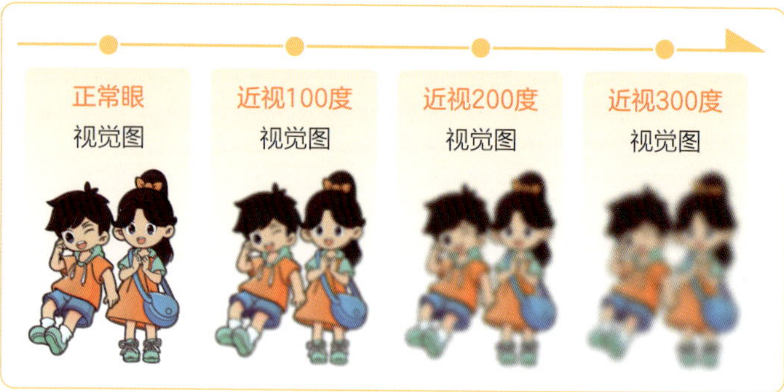

根据近视病程进展和病理变化，又可以将近视分为单纯性近视和病理性近视

单纯性近视：

一般跟生长发育有关，近视度随年龄增长，发育停止后，如 18 岁左右，近视也趋于稳定，屈光度数一般在 600 度之内，或者部分进展到高度近视，其中绝大多数患者的眼底无病理性变化，通过配戴眼镜的方式即可将视力矫正至正常。

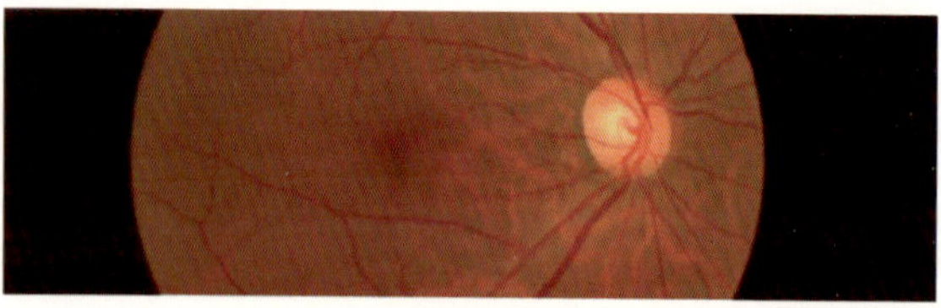

单纯性近视

病理性近视：

大多数患者有一定的近视遗传背景，也就是说父母或者爷爷奶奶外公外婆等家族成员中有高度近视，小朋友会在很小年龄即出现近视，身体发育停止后近视仍在发展，并伴发眼底病理性变化的近视类型，大多数患者的度数在600度以上。常见的眼底改变有近视弧形斑、漆裂纹、后巩膜葡萄肿、脉络膜新生血管、黄斑脉络膜萎缩、视网膜脱离等。

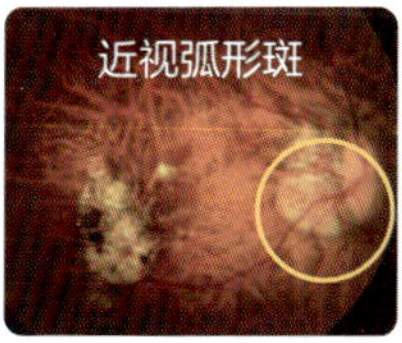

病理性近视眼底图

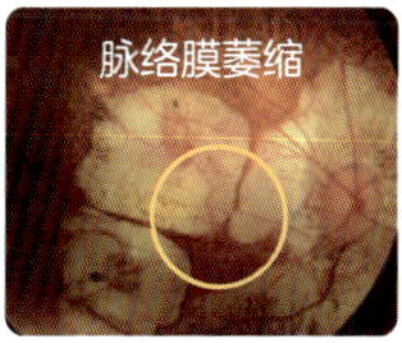

病理性近视眼底图

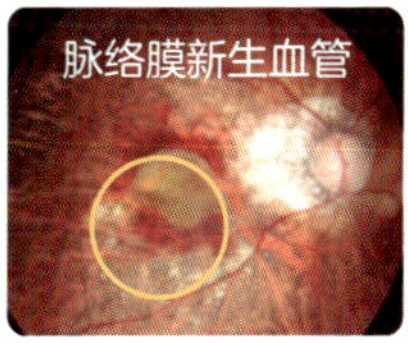

病理性近视眼底图

根据国际近视研究院（IMI）共识，近视还可分为：

轴性近视	眼轴长度超过正常范围（成人正常眼轴约24mm）。
屈光性近视	角膜或晶状体屈光力过强，眼轴长度正常。

需要注意的是，近视的分类仅仅是根据外在表现进行的人为划分，实际上同一个人的近视可以被划分为不同类型。

Tips：通常许多家长会有疑问，近视度数越深，往往视力就越差，那为什么不能根据视力直接知道近视多少度呢?

这是因为近视度数和视力之间并不是“一一对应”的线性关系，比如近视 50 度的小明，可能视力是 0.8，而同样近视 50 度的小华，视力却可能只有 0.6。同时，家长所知的“散光”也是会造成视力下降的“罪魁祸首”之一，如果不进行验光，我们就无法判断“近视”和“散光”在一个小朋友身上的“占比”如何。最后，对于学龄期小朋友而言，往往还需要进行散瞳验光，也就是使用眼药水散瞳后进行检查，才能确认准确的近视度数，因此并不是简单地查一下视力就可以知道近视多少度哦!

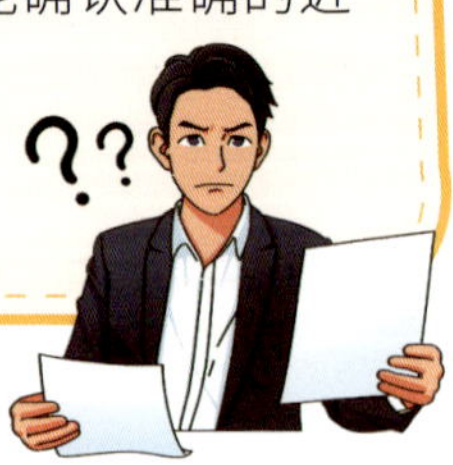

03 近视的症状及危害有哪些?

近视的典型症状是远视力下降，其主要表现包括：

01

视远不清，所以小孩经常会有揉眼的表现；

02

看远处物体时不自觉地眯眼、歪头，或走近；

03

会经常皱眉和有视疲劳症状等感觉。

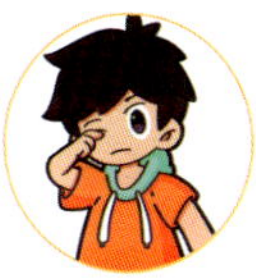

揉眼

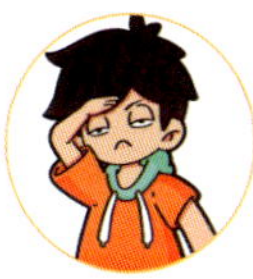

眯眼

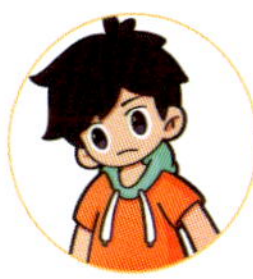

歪头

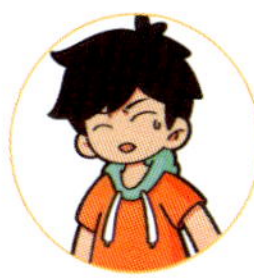

皱眉

04

近视度数较高的小朋友，除远视力差外，常伴有夜间视力差、飞蚊症、漂浮物和闪光感等症状，近视度数很高的病理性近视甚至会出现眼底一系列病变，如视网膜变性、视网膜裂孔、视网膜脱离、黄斑出血等，严重者甚至可导致失明，此外发生白内障和开角型青光眼的危险性也会增高。

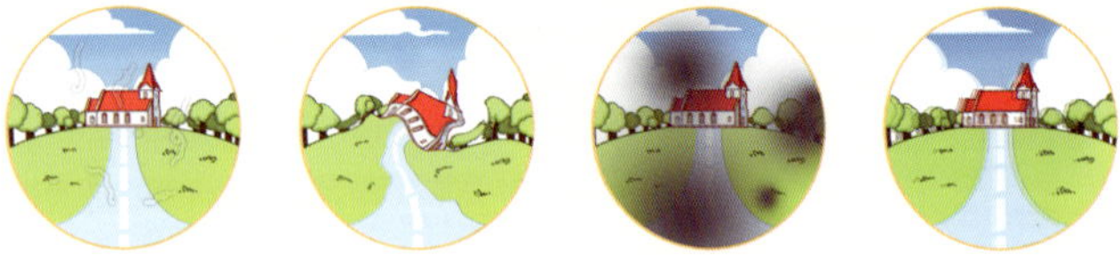

飞蚊症　视物变形　黑影　视物重影

04 近视能恢复吗？

01

青少年近视多为发育性近视，以眼轴增长为主而导致的近视，就像身高只会增加不会缩短一样，一旦眼轴变长了，是无法再变短的，所以近视是不可逆的哦。

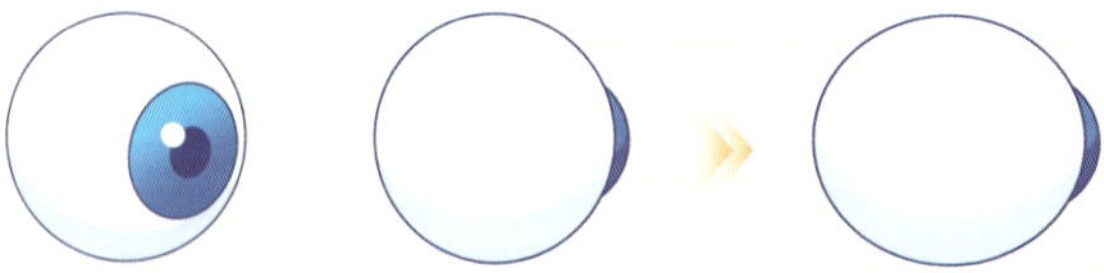

正常眼　近视眼轴增长

02

近视度数越高，发生视力损害和致盲并发症的风险越高！

研究表明，近视度数每增加 100 度，不可逆性视力损害的累积风险增加 20% 以上。

03

如 6 岁儿童散瞳后为近视前期

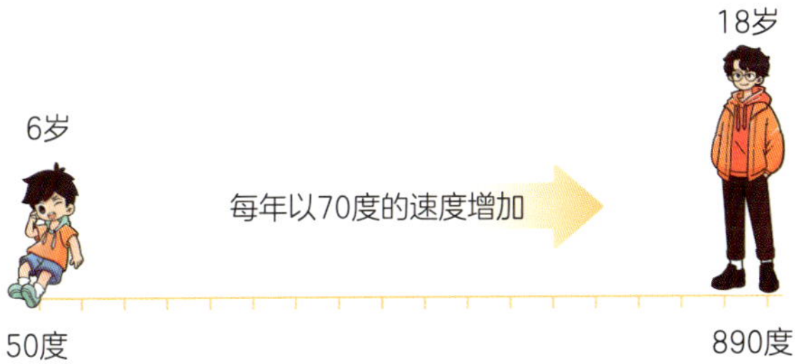

如果我们有办法能够让近视进展每年少 50%

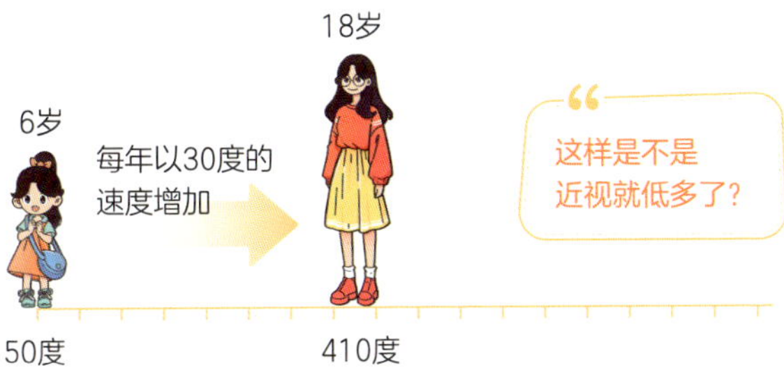

儿童青少年近视控制的主要目的是：

在眼睛生长最活跃的年龄，减慢近视增长速度，降低最终近视水平，防止向高度近视发展，降低高度近视导致并发症的风险。

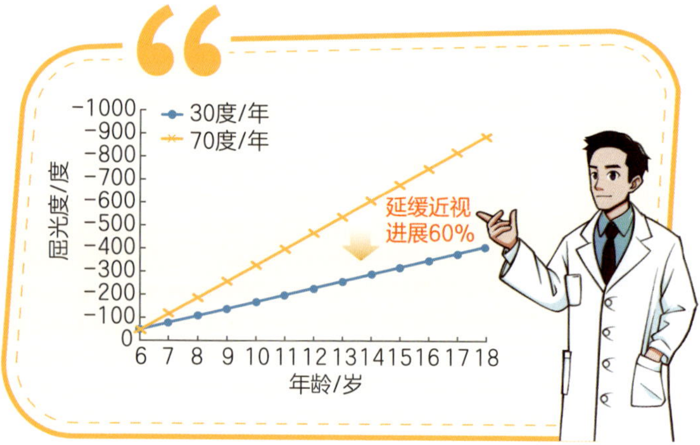

05 哪些人群需要特别关注近视控制措施?

近视的发生和发展是和年龄相关的，一般在 6 ~ 9 岁近视进展最快，青春中、后期逐渐稳定。学龄儿童近视的进展速度在 6 岁时可以每年增加 125 度左右，而到了 15 岁时可以每年仅增加 38 度，所以对于低年龄的小孩要特别关注。

尤其需要重点关注以下三类人群

01

低年龄儿童

小学阶段（6 ~ 12 周岁）是近视防控的黄金期，而 6 ~ 9 岁是黄金期中的钻石期；

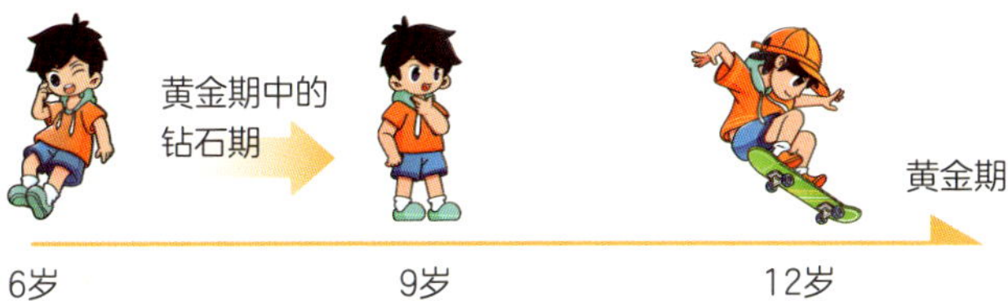

02

有遗传因素

父母一方近视、一方高度近视 / 双方高度近视，儿童成年后高度近视风险增加近 25 倍；

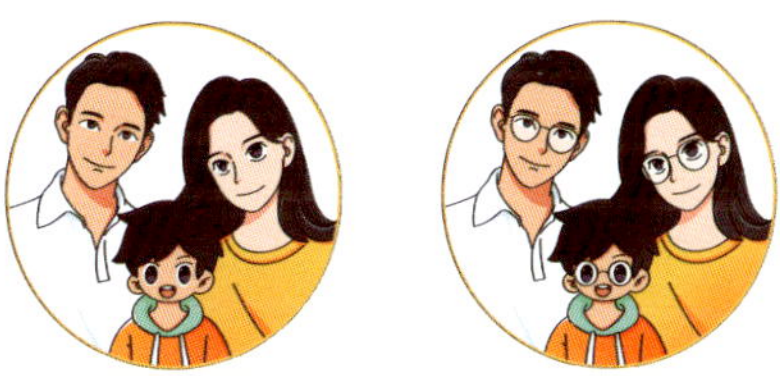

03

近视发生年龄早或者初始度数高

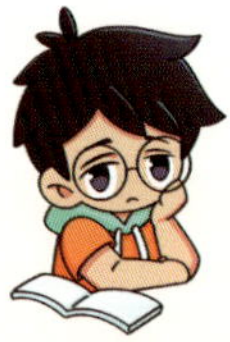

6 岁以下已经发现近视了，或者 6 ~ 9 岁时近视已经达到 100 度以上了。

因此，对于已经近视的儿童，应尽最大可能延缓近视进展速度，以降低近视相关并发症甚至致盲风险。

06 现在经常使用哪些干预手段？

01

正确的用眼习惯

写字时注意坐姿，增加自然光下的户外活动，养成每个课间休息眼睛的好习惯；

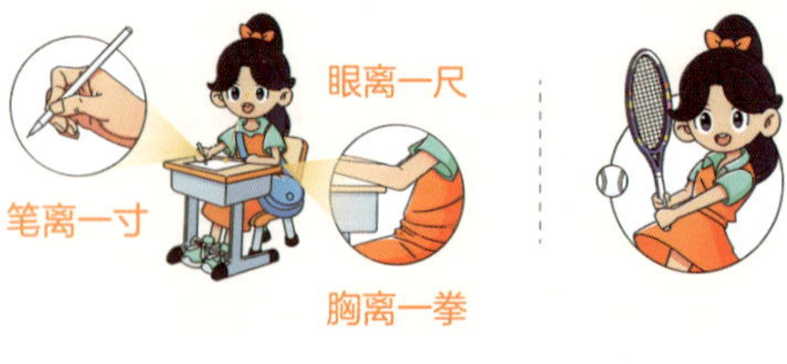

02

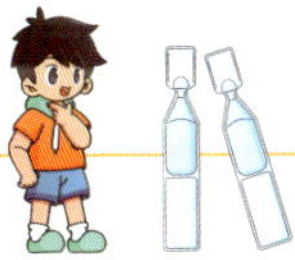

低浓度阿托品（atropine）眼药水点眼；

03

验光配镜，选择正确的视力矫正方法

许多大朋友认为眼镜是“戴上了就拿不下来”，而且越戴度数越高，其实正好相反，合理配戴眼镜反而有助于控制近视的增长哦；

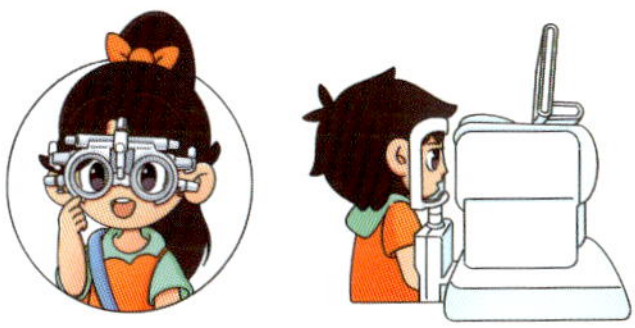

选择特殊设计的功能眼镜：目前有些眼镜在镜片上做文章，会比普通眼镜控制近视效果更好一些；

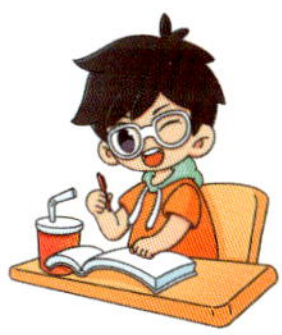

特殊设计的软性隐形眼镜：是一种直接戴在角膜上的软性隐形眼镜；

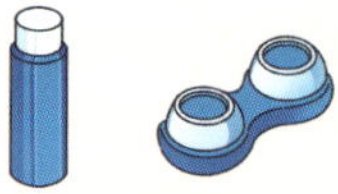

角膜塑形镜：是一种夜间配戴在角膜上的硬性隐形眼镜。

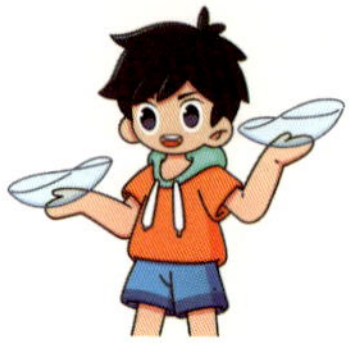

02

第二章 近视防控型眼药水的适用人群

01 阿托品是什么药？

百年历史：眼科界的“老药新用”！

1923 年就开始用于控制近视，1% 浓度用于散瞳验光，而 0.01% 浓度是它的“温和版”。

早在 1923 年，W. H. Luedde 博士曾给一例近视病例间断使用 1% 阿托品眼药水控制近视进展，所以这是一款历史悠久的药。很多小孩在视力出现问题时，应该都使用过一种扩瞳的药物，那就是 1% 阿托品凝胶。使用这种药物是为了能将小孩眼睛的调节力放松，从而得到小孩眼睛的真实度数。

1 滴 0.005mg

大家都知道，近视防控是一个长期过程，1% 阿托品凝胶在使用后会引起孩子畏光等，不能够长期使用，所以国际学者从 20 世纪 90 年代开始探索其用于近视防控的最合适浓度。

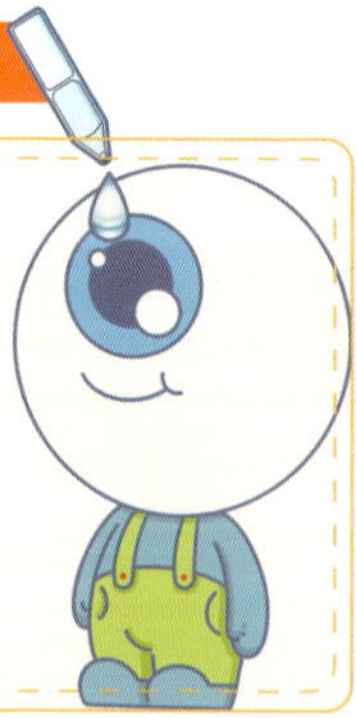

目前临床常用于近视干预的药物为 0.01% 低浓度阿托品眼药水

是散瞳验光使用的 1% 浓度稀释了 100 倍的低浓度阿托品眼药水，1 滴 0.01% 低浓度阿托品眼药水含药物约 0.005mg，低浓度（0.01%）阿托品通过调控巩膜重塑信号通路抑制眼轴过度增长，从而达到延缓近视进展的效果，是能够兼顾控制效果和不良反应的防控近视的基础浓度。

02 阿托品眼药水有那么多浓度，该如何选择呢？

目前临床研究报道的用于近视防控的阿托品眼药水浓度很多，一般分为高浓度和低浓度两种，0.05% 及以下的浓度为低浓度阿托品眼药水，广泛用于近视防控。遇到这么多浓度，家长该如何选择呢？0.01%，0.02%，0.04%，0.05%，傻傻分不清楚。

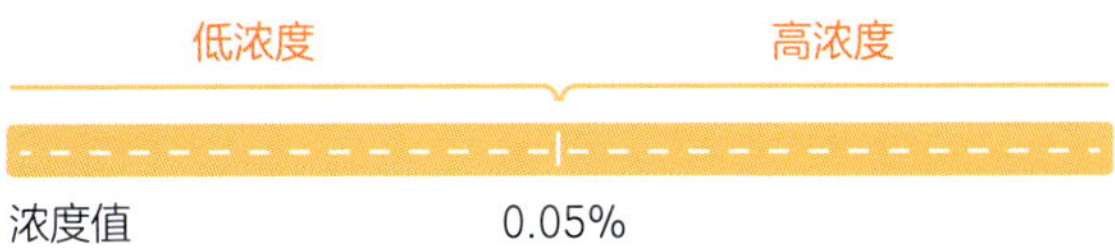

家长要牢记 0.01% 低浓度阿托品眼药水是近视防控的基础浓度，近视超过 50 度的孩子都可以在医生指导下使用。如果孩子存在一些近视进展危险因素，比如年龄小、近视程度高、高度近视家族史，可以选择 0.02% 或者 0.01%，一天 2 次点眼。如果使用后经医生评估需要提高浓度的，可以选择 0.04% 等更高浓度。

低浓度阿托品眼药水防控近视的效果

浓度越高，效果越好，但是浓度越高，不良反应也越高，0.02% 浓度是小孩子不产生主观不舒服感觉的最高浓度。

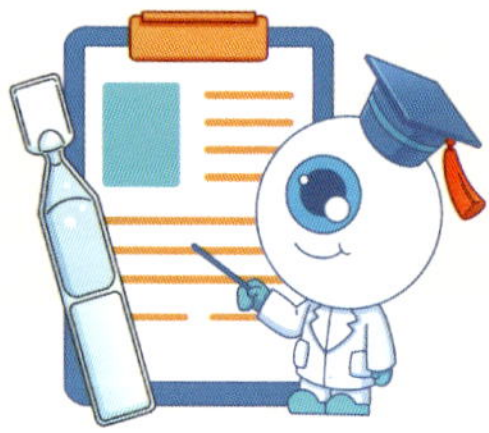

Tips：低浓度阿托品眼药水属于药品，所以一定要在医生的指导下使用，千万不能自行随意增加浓度。

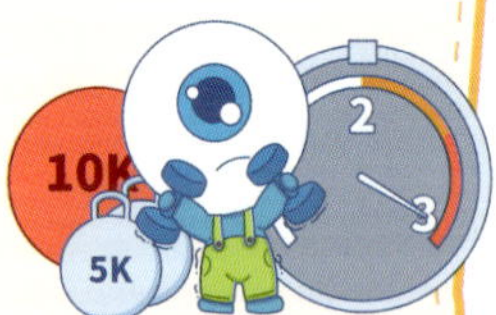

03 低浓度阿托品眼药水控制近视的机制是什么？

眼内各组织有一种 M 受体，阿托品能识别这些受体，并和这些受体结合，然后发挥一系列作用，其中会发生比较复杂的生物化学反应，使得眼球最外层巩膜变得坚硬，不会变薄，从而抑制眼球变长，阻止眼轴野蛮生长，就像给气球涂上一层防爆涂层，这样就阻止了近视发生和发展。

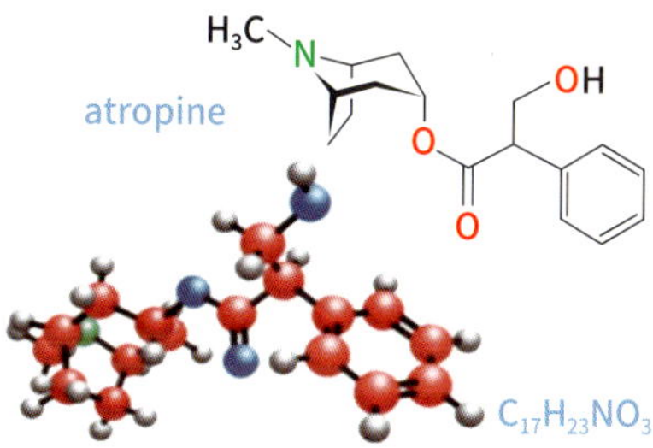

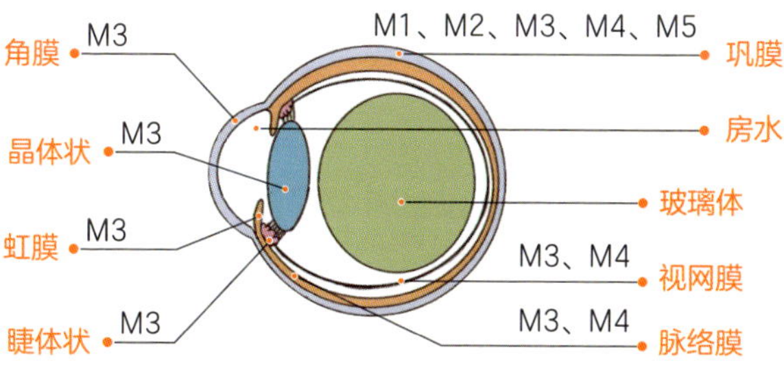

04 低浓度阿托品眼药水控制近视的效果好不好？

新加坡国立眼科中心（SNEC）及新加坡眼科研究所（SERI）ATOM 系列试验证明，0.01% 低浓度阿托品眼药水可延缓近视进展 60%，5 年的等效球镜进展约为 138 度，相当于 1 年只进展 27 度。

国内专家共识《近视管理白皮书（2022）》指出，与未使用药物者相比，0.01% 低浓度阿托品眼药水使 6 ~ 12 岁儿童青少年近视增长平均减缓 60% ~ 80%，近视控制效力中至强。

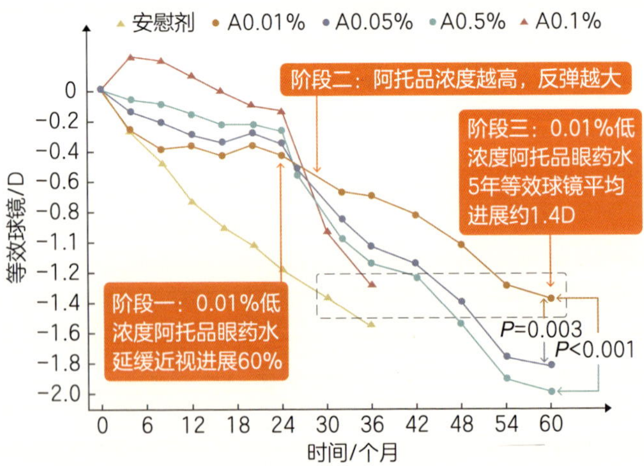

05 低浓度阿托品眼药水的适用人群有哪些?

黄金年龄：6～12岁，尤其6～9岁是“钻石期”！

根据《低浓度阿托品眼药水在儿童青少年近视防控中的应用专家共识(2024)》，低浓度阿托品眼药水适用于3～17岁的近视儿童。其他人群需在眼科医生评估后个性化使用。

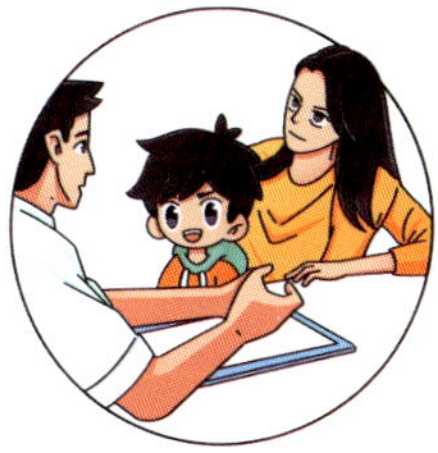

重点关注：近视年龄较小、初始近视度数高、度数增长快（如每年涨100度）和近视家族史的孩子。

06 哪类人群不适合使用低浓度阿托品眼药水?

01

青光眼或有青光眼倾向的患者禁用，对莨菪类生物碱过敏者禁用，对本品任何成分过敏者禁用，颅脑外伤、心脏病（特别是心律失常、充血性心力衰竭、冠心病、二尖瓣狭窄）的患者禁用。

02

圆锥角膜患者慎用，虹膜粘连患者慎用。既往对阿托品有严重全身反应的儿童不应使用本品。据报道，患有唐氏综合征、痉挛性麻痹或脑损伤的儿童对阿托品的易感性增加，应慎用本品。调节力低下、低色素者（如白化病）等慎用，部分伴有畏光症状的眼病（如角膜炎）患者可待痊愈后再使用。

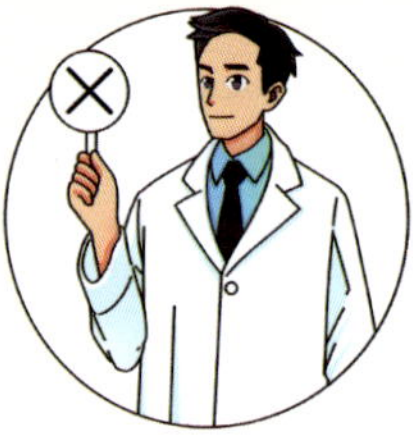

07 在使用低浓度阿托品眼药水前要做哪些检查？

基线评估

1）眼前节、眼底检查，视力、验光（扩瞳验光又称为睫状肌麻痹验光）；

2）调节功能：调节幅度、调节灵活度、调节反应；

3）瞳孔：瞳孔对光反应、直径；

4）眼压、眼轴长度。

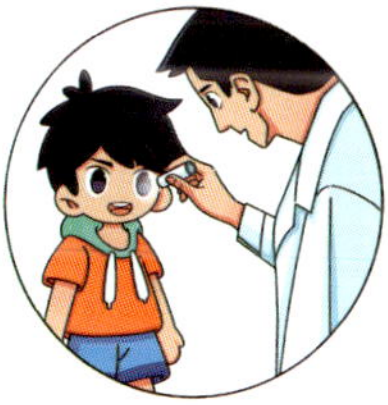

近视影响因素评估

1）近视家族史；

2）近视发病年龄小、初始近视屈光度高；

3）近距离用眼时间长且强度大；

4）户外活动时间短；

5）既往进展速度快。

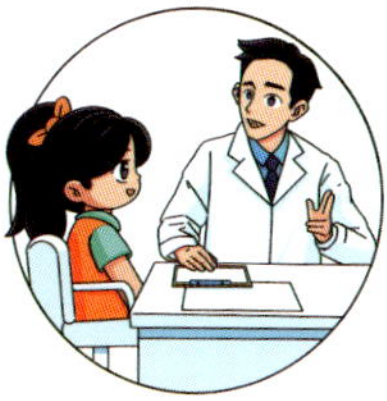

用药前宣讲

1）防控近视有成效：个体效果可能不同；

2）屈光不正需矫正：仍需进行屈光矫正；

3）定期随访要严格：规范、持续、遵照医嘱定期随访；

4）良好习惯要坚持：仍需注意保持良好的用眼习惯；

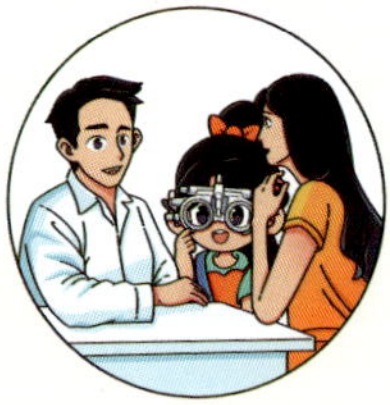

5）家庭和医疗机构共同建立病史档案。

03

第三章 低浓度阿托品眼药水的用药指导

01 低浓度阿托品眼药水的用法用量

一次 1 滴，一日 1 次，睡前滴入结膜囊内

（请在眼科医生指导下使用）

若孩子睡觉时间较晚，可以选择适当提前点药时间。

01

第一步

洁净双手；

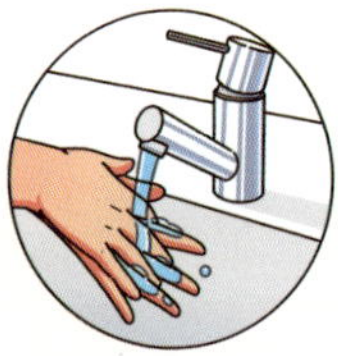

02

第二步

将头向后仰；

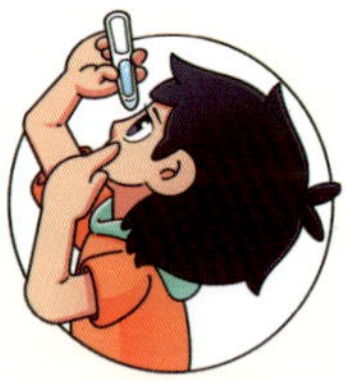

03

第三步

用手指或棉签轻轻拉开下睑，眼睛向上看，将 1 滴眼药滴入下结膜囊内（即下睑与下眼球之间的结膜），注意眼药水瓶口不要触碰眼部；

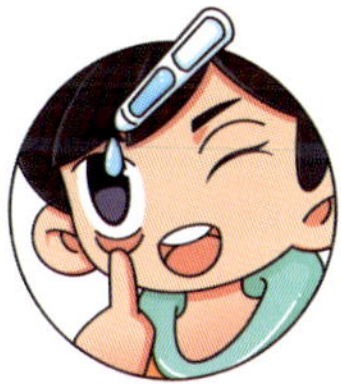

04

第四步

点眼后应立即压迫内眦泪囊部 2 ~ 3 分钟，以减少药物的全身吸收（目的是使药液尽可能多地停留在眼球表面发挥治疗作用，最大化药物的疗效，减少药物被鼻泪管系统吸收，并减少可能的其他不良反应），再轻轻闭上眼休息 5 分钟左右。用干净纸巾擦掉流出的多余药液。

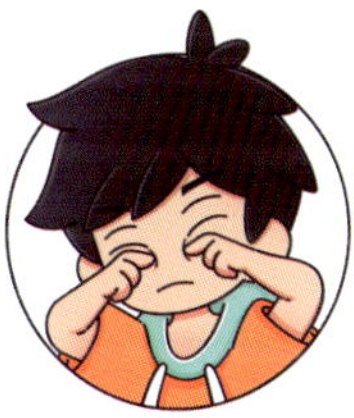

总结一下就是

01 洗手　像饭前洗手一样认真！

02 抬头　轻轻掰开下睑，滴 1 滴（瓶口别碰眼睛！）。

03 按压　滴完按住内眼角 2 分钟，防止药水“溜进”鼻子。

04 闭眼　休息 5 分钟，擦掉多余药水。

05 定时　每晚睡前用，熬夜娃可提前滴。

06 坚持　至少用 2 年，效果稳定后逐步停药。

02 低浓度阿托品眼药水的使用注意事项

01

低浓度阿托品眼药水的使用是为了延缓近视进展，与视力改善无关；

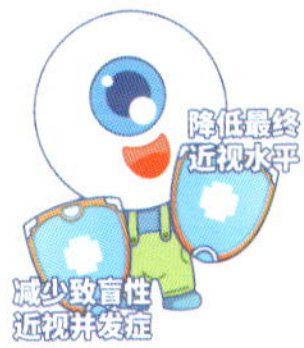

02

用药过程中，仍然需要戴镜矫正近视，同时注意保持良好的用眼习惯，如减少近距离用眼的强度和时间、增加户外活动时间、改善坐姿和环境照明等；

03

规范、持续地使用和遵照医嘱定期随访是保证有效性与安全性的基础；

04

用药过程中如发生看近不清晰、眼红肿等反应，需要及时就医。

03 低浓度阿托品眼药水延缓近视进展的效果未达心理预期怎么办？

01

首先需保证用药规范，且无不良用眼习惯；

02

对于使用后应答一般的儿童，即近视进展速度超过 25 度 / 年且低于 75 度 / 年的近视儿童，建议增加户外活动、改善用眼习惯；

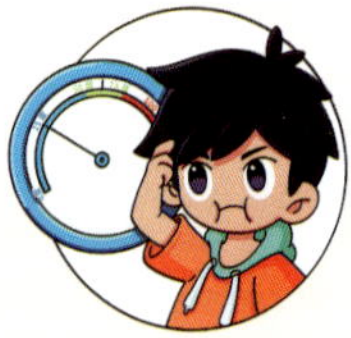

03

对于使用后应答欠佳的儿童，即近视进展速度达到或超过 75 度 / 年的近视儿童，可以在医生的指导下考虑增加使用频次如每天 2 次，或提高浓度如 0.02%，或联合使用如离焦框架眼镜、角膜塑形镜（OK 镜）等光学手段。

04 低浓度阿托品眼药水如何贮藏?

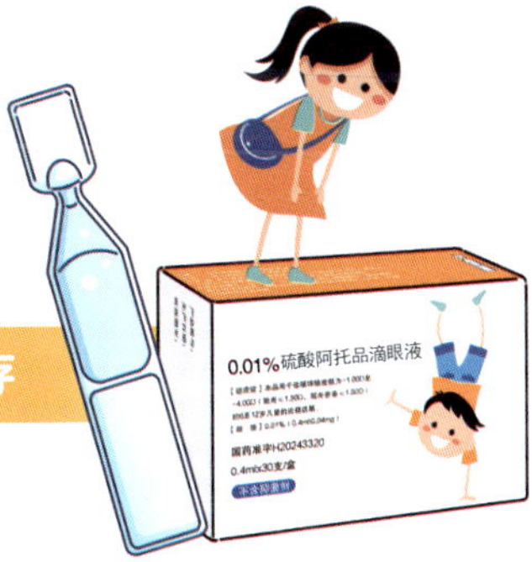

遮光，密封，25℃以下保存

05 使用低浓度阿托品眼药水需要多久复查?

如果孩子决定使用低浓度阿托品眼药水需要在医生的指导下定期复查：一般开始用药后 1 ～ 2 周复查 1 次，以后每 3 个月复查 1 次。

01

首次随访

眼压、眼前节、用药后主观反应，主要了解使用后是否有不良反应。

02

3 个月随访

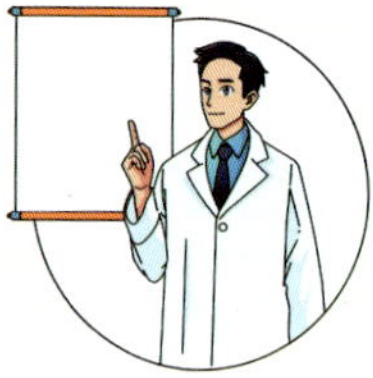

最佳矫正视力、调节功能、眼压、瞳孔检查、眼前节检查、眼轴长度测量，主要评价用低浓度阿托品眼药水后是否达到理想的控制效果。

06 低浓度阿托品眼药水持续使用多久疗效最佳，什么时候可以停药？

儿童近视增长速度随着年龄增加逐渐变缓，一般到青春期左右停止增长，所以近视控制的干预手段也建议持续到青春期左右。低浓度阿托品眼药水一定要长期使用，直至青春期末。当孩子生长发育进入到稳定状态，眼轴增长也趋于平稳时才可以考虑停药。

停药时机

随访时发现每年近视进展已经少于 25 度，可以计划逐步减少药物使用的频率，直至完全停药。

家长经常会担心的是，用药期间效果非常好的，停药了是不是会出现近视度数反弹？

停药后反弹和很多因素均有关系，有研究显示，停药年龄越大、用药期间近视进展率越低、用药前近视度数高和眼轴长，停药后出现近视反弹效应越小。

还有就是必须制定逐步停药的计划，可逐步减少每天滴药次数，或者逐渐降低用药频率，如原先每天 1 次滴眼，可改为 2 天 1 次、3 天 1 次，逐步减量 3 个月没有出现度数或者眼轴增长增快的现象，则可完全停药。

在低浓度阿托品眼药水逐步减量或停药后 3 个月随访时，如发现屈光度或眼轴增长明显超过正常用药时的情况，则可再次启动用药。

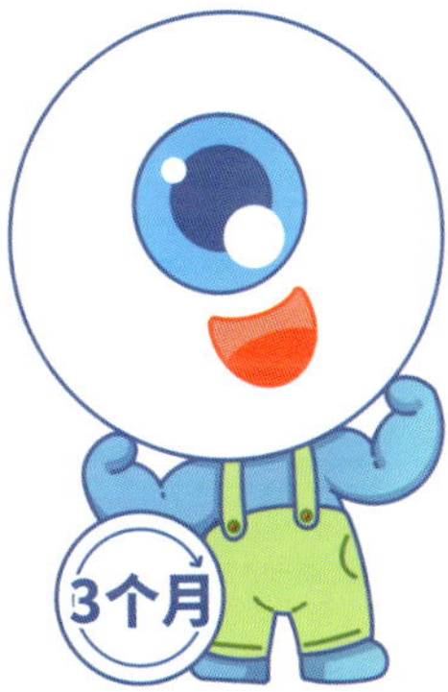

家长可能会问，长期用药安全吗？不同研究提示，连续用药 5 ~ 10 年是有效且安全的。

07 刚确诊近视，能不能只用低浓度阿托品眼药水？

有很多家长，在小孩刚诊断为近视时，会非常排斥戴眼镜，很期待有一种方法能替代眼镜。大量循证医学的证据揭示，低浓度阿托品眼药水对近视有一定的延缓作用，但是无法替代光学镜片（框架眼镜或隐形眼镜）的矫正作用。

更通俗地说，单纯用低浓度阿托品眼药水无法使眼睛一下子变得视物清晰。所以一旦近视了，裸眼视力已经比较差了，已经影响日常用眼了，甚至有可能因为近视不及时矫正导致加速近视进展时，就必须立即配镜了。

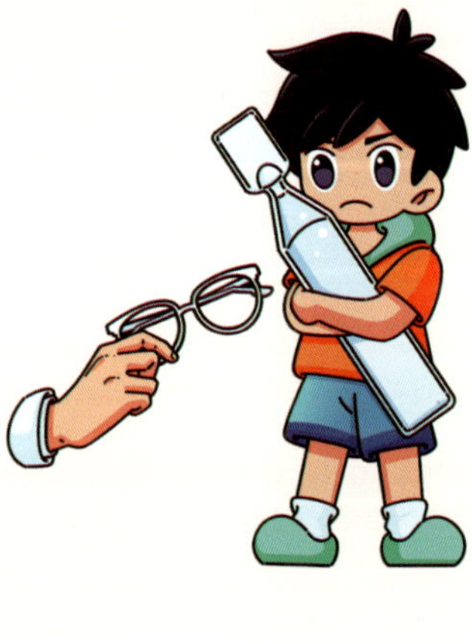

08 使用低浓度阿托品眼药水，能不能恢复成不近视？

近视的发生与发展是因为在内外各种因素作用下眼球的结构发生了改变，眼球变长，且会不断变化，直至近视进展稳定。一旦眼球结构发生了变化，眼球变长是无法再变短的，所以一旦近视是无法恢复的。任何干预手段，不管是光学、药物或者其他手段，均只能延缓近视进展，是无法恢复成不近视的。

本章 Tips：别指望它“治好”近视！近视不可逆，但可控制。戴眼镜不能停！阿托品是“控速员”，眼镜是“修图师”，缺一不可。

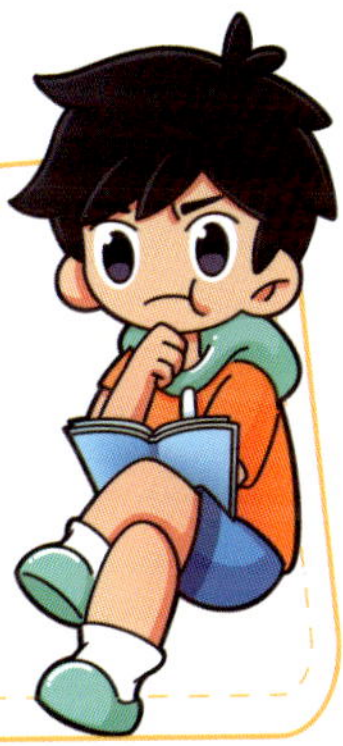

04

第四章
联合防控
1+1＞2 的护眼方案

01 孩子近视后已经配戴普通框架眼镜，还需要使用低浓度阿托品眼药水吗？

建议评估后使用。普通框架眼镜只能解决视力下降看不清楚的近视问题，并不能起到延缓近视进展的作用，而使用低浓度阿托品眼药水的目的是延缓近视进展，二者联合使用可以在解决视物模糊的同时延缓近视快速进展。

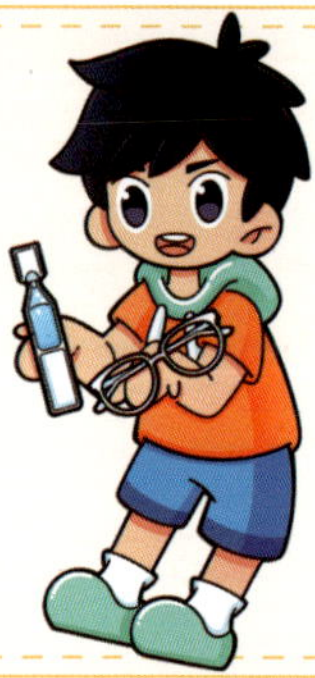

02 孩子近视后已经配戴角膜塑形镜（OK 镜）或特殊设计的功能眼镜等，还需要使用低浓度阿托品眼药水吗？

《近视管理白皮书（2022）》指出，多个研究显示

一种光学策略（框架眼镜或者 OK 镜）联合药物的近视控制方案相较单一方案对眼轴控制效力显著提高，可最大限度提高当前方案的近视控制效力。

低浓度阿托品眼药水和 OK 镜或特殊设计功能眼镜联合使用，控制近视可以起到协同增效的作用。临床研究显示，与 OK 镜单独使用相比，低浓度阿托品眼药水初始联合 OK 镜可以进一步减缓眼轴增长 40%；与仅配戴普通框架眼镜者相比，低浓度阿托品眼药水初始联合离焦眼镜可以进一步减缓眼轴增长 32%。

对于已经使用 OK 镜或周边离焦型框架眼镜等近视控制措施，近视仍然增长的儿童建议联合使用低浓度阿托品眼药水，以达到最佳的近视控制效果。

对于预期使用单一控制手段控制近视疗效欠佳的儿童如年龄≤10 岁、初始近视度数≥200 度、既往未采取近视控制措施而近视增长速度较快或者父母近视的儿童，建议直接采取联合治疗方案，以使近视控制效果最大化。

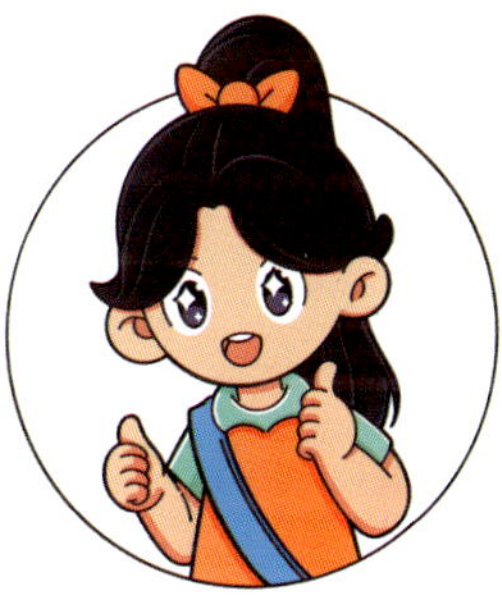

03 低浓度阿托品眼药水联合角膜塑形镜（OK 镜）或周边离焦型框架眼镜如何使用？

在配角膜塑形镜（OK 镜）或周边离焦型框架眼镜等镜期即可开始使用低浓度阿托品眼药水，一次 1 滴，一日 1 次，睡前滴入结膜囊内。

如果正在使用角膜接触镜，建议滴入本品 15 分钟后再配戴镜片。

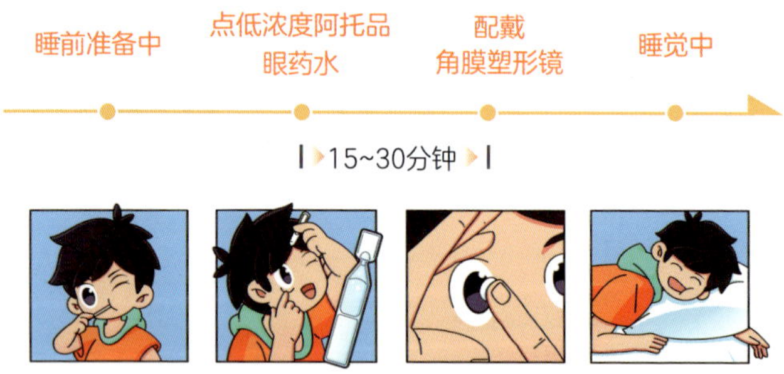

04 配戴离焦型软性隐形眼镜，还能使用低浓度阿托品眼药水吗？

特殊设计的软性隐形眼镜作为近视防控的措施之一，临床也得到了广泛应用。这些软性隐形眼镜有基于离焦原理的，即改变视网膜周边离焦特性，有通过增加像差原理的镜片。

目前用于近视防控的软性隐形眼镜多为水凝胶镜片，日戴模式，且为日抛镜片，即晨起时配戴，晚上取下后镜片即抛弃，所以睡觉时是不用戴隐形眼镜的。在单纯使用这些软性隐形眼镜，近视控制效果仍不理想的情况下，可考虑联合使用低浓度阿托品眼药水。

因为低浓度阿托品眼药水是晚上睡前用，此时眼内无隐形眼镜。晨起戴隐形眼镜时，昨晚用的低浓度阿托品眼药水使用时间已经超过 8 小时甚至更长时间，此时配戴隐形眼镜应该还是安全的。但是因为临床研究的数据还不多，不主张在戴着隐形眼镜时滴用低浓度阿托品眼药水，或者是刚滴完低浓度阿托品眼药水后马上戴隐形眼镜，至少间隔 15 分钟哦。

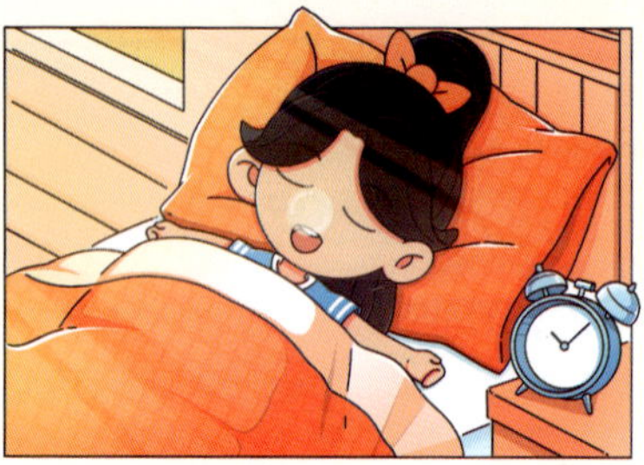

05

第五章
低浓度阿托品眼药水的不良反应及处理方法

01 孩子使用低浓度阿托品眼药水后出现短暂的眼部刺激症状是怎么回事?

阿托品溶液稳定性较差，目前上市的单剂量0.01%硫酸阿托品眼药水已经在保证阿托品浓度稳定的同时大大提升了舒适性，仅少数比较敏感的儿童点药后可能会出现短暂的、一过性的眼部刺激症状，如果刺激症状在点眼后2～3分钟内即可缓解，并且孩子可以耐受，暂时不需要停用。

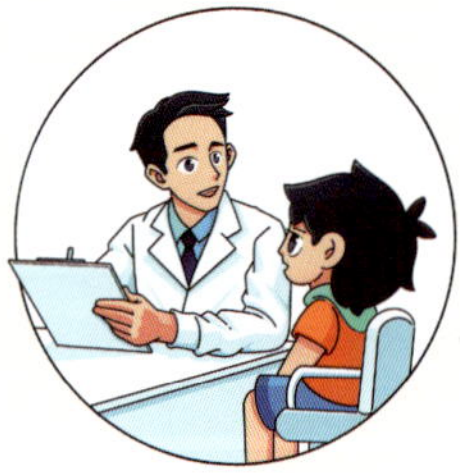

若孩子出现不能耐受的刺激症状，建议前往医院就诊，听从医生的处理建议。

02 孩子使用低浓度阿托品眼药水后出现眼痒不适如何处理?

药物使用后出现眼痒，药物过敏的可能性大。总体而言，过敏反应较少见，发生率为0～6.4%。

如出现过敏反应，应立即停药，一般停药24小时后症状减轻，停药1周后可恢复，局部适当应用糖皮质激素会加速恢复速度。

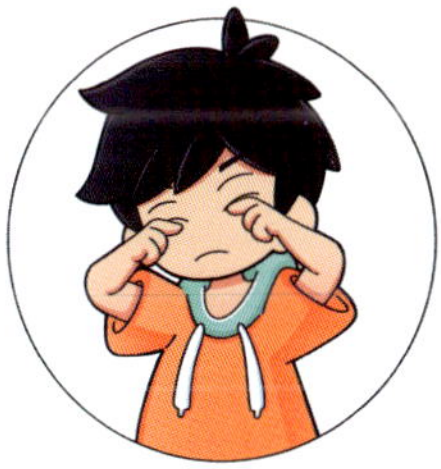

03 使用低浓度阿托品眼药水后如果出现畏光、怕光该如何处理？

低浓度阿托品眼药水使瞳孔直径增加约1mm，一般不影响日常用眼，仅少部分敏感的儿童用药2周内在明亮环境下可能出现怕光或者眯眼睛现象，如果能耐受者可暂时观察，不需要停药。可以通过外出佩戴遮阳帽、变色眼镜或提前点眼时间的方式缓解，大部分儿童会在随访4个月时症状消失。

如小孩在使用低浓度阿托品眼药水1个月后仍出现不能耐受的怕光症状，则只能停药。

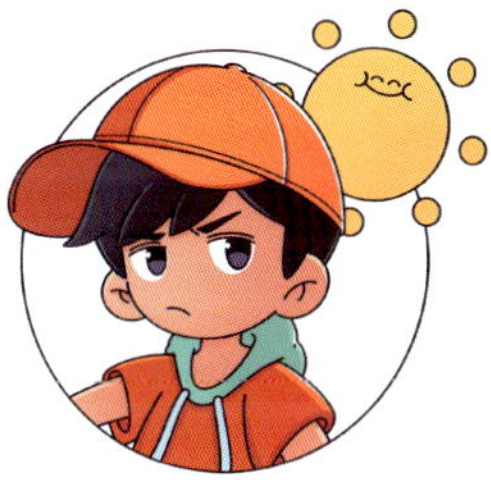

04 使用低浓度阿托品眼药水后如果看东西模糊怎么办？

0 ~ 4.9% 的儿童由于自身调节功能不足，在用药后 2 ~ 4 周可出现轻微的近视力下降现象，即看书、写字时候不清楚。不需要停用，可通过联合调节功能训练（如反转拍）缓解。

如果孩子是无法看清楚黑板上的字的远视力下降，建议孩子前往正规医疗机构或者视光机构检查孩子的眼镜度数是否合适，如果是眼镜度数不合适，仅需更换合适度数的眼镜即可。

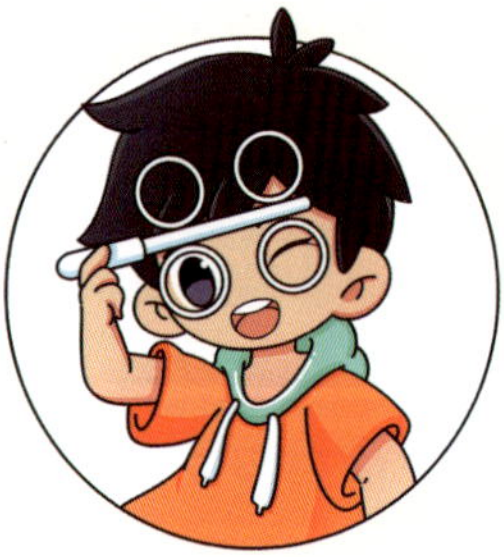

06

第六章 核心问题速查

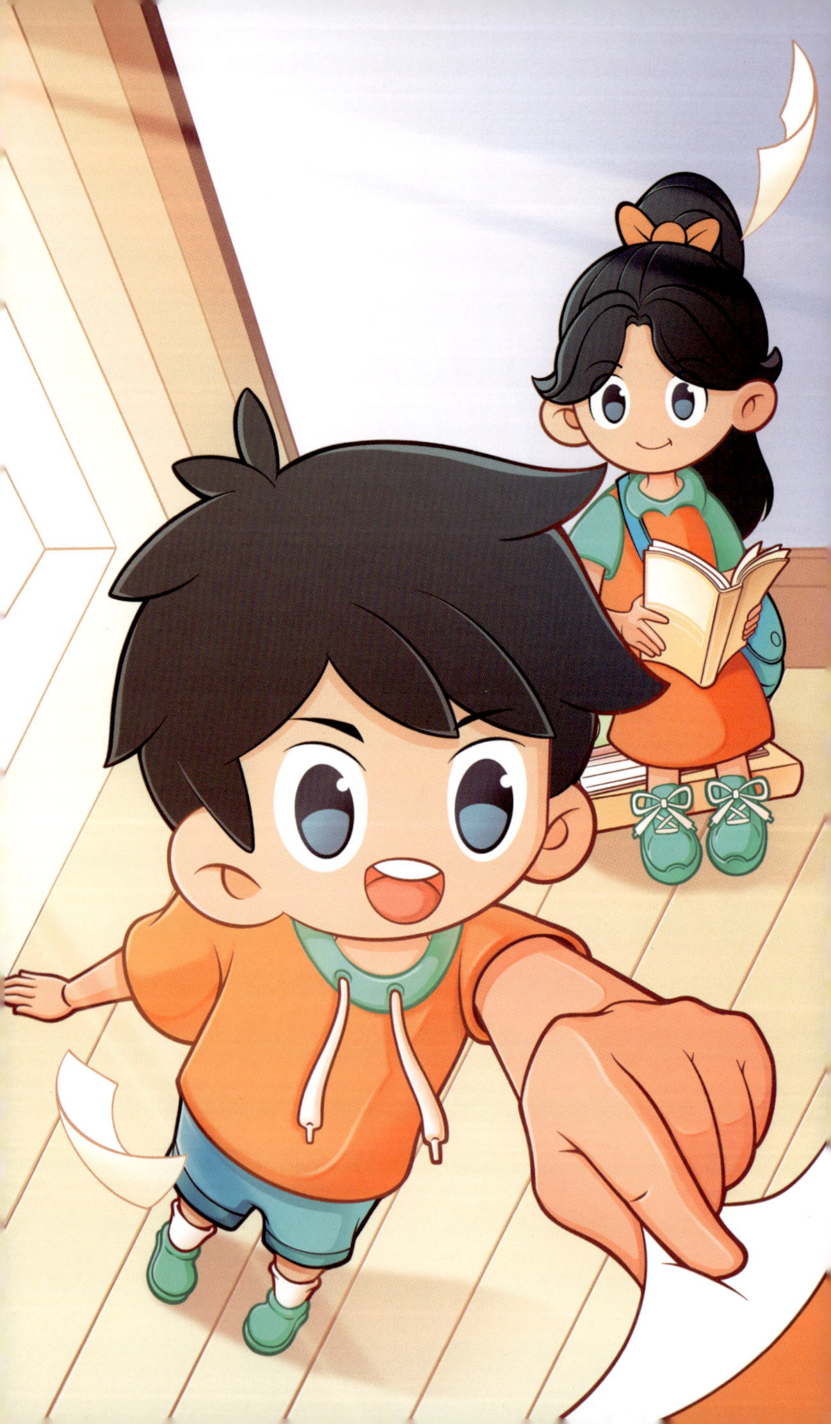

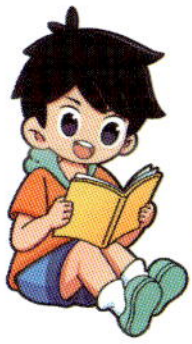

一、近视预防和干预的关键点

01 如何安排用眼休息以预防近视？

遵循“20-20-20”黄金法则：近距离用眼 20 分钟后→远眺 20 英尺（约 6 米）外物体→持续 20 秒以上。

网课学习：同上课，每一节课休息 10 分钟，可远眺或闭目休息。

02 小朋友出现哪些信号需及时就医？

以下行为异常需警惕：

频繁眯眼：看远时不自觉眯眼；

歪头视物：常侧头看电视 / 黑板；

揉眼抱怨眼酸：非过敏季节持续揉眼；

贴近看书写字：胸距桌沿＜1 拳（33cm），眼距书本＜20cm 等……

03 小朋友每天需要多少户外活动时间防控近视？

关键：光照强度而非活动内容。

每日累计 2 小时以上户外活动，阴天也有效。

Tips：碎片化时间更易实现，比如课间 20 分钟 + 放学后 40 分钟 ×2 次。

04 防控手段需持续到几岁？

需至眼球发育稳定（通常持续至 16 ~ 18 岁）。

建议停药 / 停戴指征：

连续 2 年眼轴增速≤0.2mm/ 年（正常生理增长）；

每年度数增长≤25 度；

需阶梯式减停（如阿托品浓度递减）。

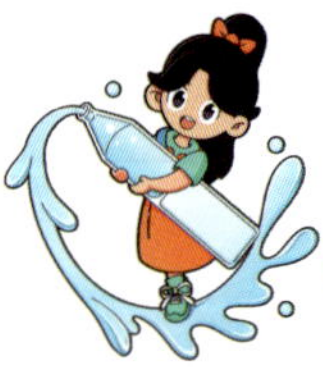

二、药物防控疗效解析

05 6 岁小朋友目前没有近视，近 1 年眼轴增长快，是否可以先用低浓度阿托品眼药水，预防近视的发生？

对于目前还没有近视的小朋友，我们首先要了解一下小朋友是否有近视进展的高危因素，如父母是否为高度近视以及其他家族成员是否有高度近视病史，小朋友是否有练琴、下围棋等集中近距离学习的行为，是否比较少户外活动等。

如果小朋友有这些高危因素，且目前年龄很小，只有6岁，尽管目前没有近视，但如已经处于近视前期，近1年随访的眼轴增长量已经超过同年龄正常儿童，在与家长沟通取得理解的情况下是可以采取一些积极的近视防控手段的，包括使用低浓度阿托品眼药水。

当然在使用过程中仍必须密切随访，每3个月评价其效果，使用了药物后眼轴增长是否变慢了，必要时可以通过增加眼药水使用频次或更换阿托品浓度。

06 使用低浓度阿托品眼药水后，复查发现眼轴变短了，这是药物的神奇作用吗？

临床中确实会有小朋友在使用药物后出现眼轴回退的情况，这种情况可能是以下原因引起。

① 测量眼轴的设备不同，比如IOL Master 500和IOL Master 700两种设备测量会存在差异；

② 即便同一个型号的设备，也会受到不同机器、操作人员、小朋友配合等因素的干扰从而导致检测误差；

③ 除去以上影响因素，巩膜重塑、脉络膜增厚

以及眼球不同的调节状态等可能会使眼轴小幅度的缩短变化，但是目前科技水平下是不可能大范围回退的。现有数据也未提示低浓度阿托品有明显缩短眼轴的功效。

07 儿童近视进展快，以往没有配镜和使用过药物，是否建议一开始即使用 0.04% 阿托品眼药水？

低浓度阿托品眼药水延缓近视进展的作用确有浓度依赖性，浓度越高，延缓近视的作用越好。但同时浓度越高，导致瞳孔散大、畏光等症状会越明显。为了达到效果和安全性的平衡，原则上会建议从低浓度 0.01% 开始使用，特别对于以往未使用过药物的儿童，每 3 个月复查，评价眼轴和度数的变化，如效果不理想，则可更换更高浓度。

08 使用低浓度阿托品眼药水防控近视一定都有效果吗？

新加坡国立眼科中心（SNEC）及新加坡眼科研究所（SERI）的 ATOM 系列试验证实，0.01% 低浓度阿托品眼药水可平均延缓儿童青少年近视进展 60%。

0.01% 低浓度阿托品眼药水治疗效果不理想者的主

要特点有：近视发生年龄较小、近视发生起始度数较高、身体处于发育期、近视进展速度较快、父母双方均近视且近视程度较高、不良的用眼习惯、超负荷高强度近距离用眼以及不能保证足够户外运动时间等。

综合上述不同特点，最终导致 0.01% 低浓度阿托品眼药水对延缓近视进展的应答率存在个体差异，70% ~ 80% 儿童应答良好，20% ~ 30% 可能需联合治疗。另外需要强调的是，低浓度阿托品眼药水并不能替代镜片的光学效应，因此不能提高视力，当出现远视力下降的情况时，光学镜片依然是必须的。

因此，使用低浓度阿托品眼药水的患者，依然要定期检查，检测屈光度和眼轴的变化，若效果不佳则可调整治疗措施或采取联合治疗方案。

09 小朋友近视配镜已经半年，因为控制效果不好，所以医生建议使用 1% 阿托品凝胶，每周 1 次，但小朋友畏光很明显，无法耐受，想更换为低浓度阿托品眼药水，是否可以？

已有大量的临床研究显示低浓度阿托品眼药水对近视的发展有延缓作用，且其疗效与浓度相关，浓度越高，效果越好。但是另一方面，浓度高的眼药水，其导致畏光、影响近距离学习等的副作用越明显。

且浓度越高的眼药水一旦停药后，出现近视进展的量会大于低浓度，所以在临床上使用眼药水会兼顾有效性、安全性和长期效应各方面因素。如小朋友使用 1% 阿托品凝胶出现明显畏光无法耐受，是建议改用低浓度阿托品眼药水的。

10 小朋友已经近视 100 度了，但是家长不想给小朋友戴镜，很担心一戴上眼镜，就再也取不下来了，是否可以使用低浓度阿托品眼药水？

小朋友已经有近视了，且影响了正常用眼，是需要配戴框架眼镜或者隐形眼镜的。青少年近视大多是因为眼轴增长导致，所以一旦近视了是无法恢复的，不戴眼镜不代表没有近视。

事实上，临床上经常会有这样的一些患儿，近视了不戴眼镜，也不进行随访，也没有采取任何措施，近视进展非常快，超过了正常配镜的患儿。另外，低浓度阿托品眼药水的功效是延缓近视进展，无法替代同时的光学矫正（框架眼镜或隐形眼镜）。

11 小朋友有近视和弱视，目前在弱视康复训练的同时，也在用低浓度阿托品眼药水控制近视，使用低浓度阿托品眼药水会影响弱视治愈吗？

低浓度阿托品眼药水在临床上已经使用多年，我们也做了相关的研究：与不用药物组对照，低浓度阿托品眼药水并不影响使用者的远近视力。弱视小朋友需要戴光学镜片矫正屈光不正，同时配合弱视训练康复视力，如近视进展快，仍然是可以选择低浓度阿托品眼药水来控制近视进展的，阿托品眼药水并不影响弱视康复。

12 目前在使用低浓度阿托品眼药水，每天使用有些麻烦，也有些担心，是否可以每周用 2 ~ 3 天？

目前临床上使用的阿托品眼药水浓度很低，为了获得延缓近视进展的效果，阿托品需要在眼内各种组织中的一定时间内保持一定浓度。目前大量临床研究的结论多基于每晚使用 1 次结果得出的，所以在临床指导用药时也是每晚 1 次的建议。在药物使用期间只需要定期观察，是非常安全的。在低浓度阿托品眼药水使用一定时间近视度数趋于稳定后，才会建议逐步减少药物使用频次直至停药。

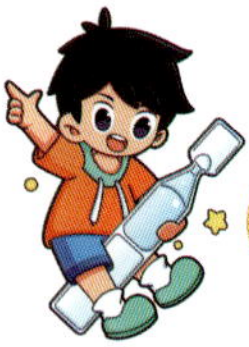

三、药物干预适用人群

13 小朋友已经 5 岁了，近视 350 度及 450 度，且矫正视力仅为 0.4，近半年近视增加了 50 度，可以使用低浓度阿托品眼药水吗？

5 岁小朋友，近视已经达 400 度左右，属于早发性近视，这类患儿日后度数增加导致高度近视的可能性是非常大的。所以这样的小朋友，我们一则需要关注近视的进展，采取一切措施防止近视快速进展；再则，目前小朋友矫正视力差，我们同样需要关注矫正视力的提高。

对于这样的小朋友，如近视进展快，首先给予正确的验光配镜，及时调整度数，给予生活用眼习惯的指导，建议增加户外活动等。在充分与家长沟通使其知情同意的前提下，可使用低浓度阿托品眼药水。在使用期间必须密切随访，观察判断其效果，同时及时发现可能的问题。

14 眼压多少可以正常使用低浓度阿托品眼药水？

10 ~ 21mmHg 是眼压正常值。眼压偏高的患者如果有青光眼及前房浅等青光眼倾向是不能应用的。同时，即使眼压正常，也要排除正常眼压性青光眼，尤其是有青光眼家族史或有其他青光眼危险因素的。如果医生已排除青光眼及其危险因素，因近视发展过快必须要使用低浓度阿托品眼药水时，请在医生指导下使用。

15 间歇性外斜视合并近视的儿童可以使用低浓度阿托品眼药水吗？

间歇性外斜视是最为常见的外斜视类型，间歇性外斜视和近视是一组共现性疾病，>90% 的外斜视患者患有近视，且较眼位正常的近视患者，间歇性外斜视患者的近视进展程度更快，需要进行相应的近视控制。

一项针对间歇性外斜视合并近视儿童使用 0.01% 低浓度阿托品眼药水的有效性和安全性的探索研究共纳入了 300 例 6 ~ 12 岁间歇性外斜视合并近视儿童，研究观察结果显示，低浓度阿托品眼药水可显著延缓近视屈光度进展和眼轴增长，组间平均差异随着时间的推移逐渐增加，且不会影响间歇性外斜视合并近视儿童的斜视控制及双眼视功能。

16 屈光参差的患者可以使用低浓度阿托品眼药水控制近视吗?

可以使用。目前文献报道低浓度阿托品眼药水可用于近视屈光度≥50 度的 3 ~ 16 岁的近视儿童青少年，研究中对于屈光参差者未有限制使用，对于该类患者请遵医嘱用药。

17 高中生近视度数仍在发展，从未使用过低浓度阿托品眼药水，可以现在开始使用吗?

高中生如果度数不稳定并还在增长，也可以考虑使用低浓度阿托品眼药水控制。但是研究发现，年龄越小的小朋友调节幅度越大，对于低浓度阿托品眼药水带来的瞳孔放大和调节力影响的耐受度越好；既往从未使用过低浓度阿托品眼药水的高中生，无法适应药物副作用的概率越高，需谨慎使用，密切观察。

18 成人可以使用低浓度阿托品眼药水控制近视吗?

低浓度阿托品眼药水一般建议用于青少年近视控制。如前所述，成年人相比高中生，调节功能进一步下降，大部分无法耐受视物模糊和畏光等；且现阶段也缺乏足够的循证证据支持，因此不建议应用于成年人。

19 低浓度阿托品眼药水需要持续使用多久?

目前临床上使用低浓度阿托品眼药水者建议基础疗程 1 ~ 2 年期，需每 3 个月评估 1 次。

对有效（眼轴年增速≤0.2mm）者，建议维持至近视稳定后 1 年；

对效果不佳（眼轴年增速＞0.3mm）者，建议联合光学干预；

对效果介于二者之间的，建议遵从临床医生的判断科学干预。

需注意：通常停药指征为连续 2 年度数增长≤25 度，且年龄≥14 岁。

20 低浓度阿托品眼药水是否可以直接停用?

临床上对于低浓度阿托品眼药水是否可以直接停止使用没有明确的规定，但通常建议不要骤停，需阶梯式减停，以防止所谓“反弹”的出现。可根据儿童具体的近视增长幅度制订个性化的阶梯式减停方案，合理停用。

需注意：停药后 6 个月内仍需检测眼轴，对于增速回升者，可再次重启治疗。

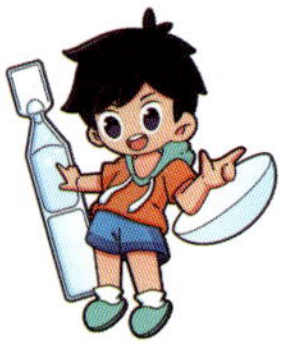

四、低浓度阿托品眼药水正确联合方式

21 0.01%、0.02%、0.04%、0.05% 等几种不同浓度的低浓度阿托品眼药水可以混合使用吗?

我们并不建议初始阶段几种浓度的低浓度阿托品眼药水混合使用，这会混淆治疗效果的判断，无法界定究竟是哪一种浓度的阿托品眼药水发挥效果或者治疗无效。针对多种手段防控效果不佳的小朋友或临床中的疑难杂症，可遵从医生专业医嘱混合使用。

22 戴角膜塑形镜之前忘记滴低浓度阿托品眼药水，可以戴镜之后滴吗?

戴角膜塑形镜后眼表被遮盖，再滴低浓度阿托品眼药水影响药物吸收，建议还是戴镜之前使用。

23 配戴离焦型软性隐形眼镜的小朋友摘镜后多久可以点低浓度阿托品眼药水?

关于配戴离焦型软性隐形眼镜的小朋友摘镜后多久

可以点低浓度阿托品眼药水的问题，目前没有标准流程，建议 15 分钟左右即可。

24 低浓度阿托品眼药水是否能与其他眼药水同时使用?

使用一种以上的局部眼用制剂，给药间隔应至少 15 分钟。具体详见说明书。

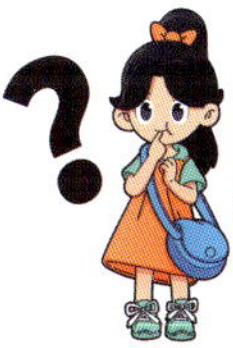

五、长期用药安全策略

25 小朋友 15 岁了，使用低浓度阿托品眼药水已经 4 年了，近 2 年近视度数非常稳定，但担心高中学业忙，想继续用药至高考后是否可以?

临床上使用低浓度阿托品眼药水的目的是在儿童青少年近视进展比较快的阶段，通过药物干预后延缓近视进展，不要发展到高度近视，从而减少高度近视的并发症。大量研究也显示：6～9 岁近视进展速度最快，以后稍缓和，一般到 15 岁左右近视进展趋于缓和。

如果小朋友已经使用低浓度阿托品眼药水 4 年，且近 2 年近视度数稳定，是可以停止使用低浓度阿托品眼药水了。当然必须制订合理停药计划，如逐步减少药物使用频次，再 3 个月随访，如仍近视稳定，则可完全停药。

高中阶段学业繁重，必须养成良好用眼习惯，并定期随访，如出现近视加速增长的趋势，还是可以再次启动使用低浓度阿托品眼药水的。

26 小朋友学业紧张，使用低浓度阿托品眼药水已很久，可以一直自行使用低浓度阿托品眼药水，不去医院复查吗?

小朋友需要遵医嘱进行复查，不能因为学业紧张而忽视了复诊的重要性。对于使用时间已较长的小朋友也需要定期检查评估近视控制效果、不良反应等，针对性地调整或延续原有方案。

27 停药之后如果小朋友近视反弹了，还能再次使用吗?

《低浓度阿托品滴眼液在儿童青少年近视防控中的应用专家共识（2024）》提出，对于停药后近视进展反弹明显者（近视年进展量达到或超过 50 度）可重新开始用药治疗，根据新加坡的 ATOM 研究，停药后 1 年再次用药仍然有效。

28 低浓度阿托品眼药水长期使用是否会引起药物蓄积带来毒副作用？

中国台湾一项观察性研究结果显示，低浓度阿托品眼药水连续使用 10 年未见全身与局部严重的不良反应蓄积。

一项在 6 ~ 12 岁儿童受试者中开展的稀疏采样药代动力学研究中，12 例受试者使用 0.01% 低浓度阿托品眼药水，双眼每日 1 次，每次 1 滴，连续给药 7 天，未见明显蓄积。

在 6 ~ 12 岁儿童受试者中开展了一项 III 期临床试验，0.01% 低浓度阿托品眼药水双眼每日 1 次，每次 1 滴，连续给药 48 周后，采集 16 例受试者本品给药后次日晨的血样，阿托品浓度均低于定量检测下限，未发现有全身性药物蓄积。

29 目前有哪些地区在使用低浓度阿托品眼药水防控近视？

除本土外，在新加坡、澳大利亚、日本、印度、中国香港和中国台湾等国家和地区均有使用。

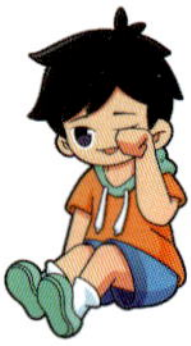

六、药物可疑副作用应对指南

30 使用低浓度阿托品眼药水是否会增加散光？

随着年龄增长，眼球结构本身会有生理性变化，导致散光增加；若小朋友有不良习惯，如眯眼、揉眼等也可能会造成散光增加。目前没有任何研究显示低浓度阿托品眼药水会引起散光的增加。

31 使用低浓度阿托品眼药水会影响调节功能吗？

阿托品并不是通过改变调节功能而起延缓近视的作用的，低浓度阿托品眼药水安全有效，对调节功能影响较小，为一过性。研究显示，0.01% 低浓度阿托品眼药水使用后 3 个月对调节幅度、调节灵活度、正相对性调节有短暂影响，在第 6 个月随访时恢复。

32 低浓度阿托品眼药水使用后会引起头晕、出现幻觉等症状吗？

目前没有使用低浓度阿托品眼药水后引起头晕、出现幻觉等症状的相关报道，如果发生，立即停用并到神经内科咨询。

33 低浓度阿托品眼药水作为近视防控的手段之一，在近视进展比较快的阶段使用，长期使用是不是会生成依赖性？一旦停药近视会快速增长吗？

近视是一个需要长期管理的问题，相应的干预手段会使用很长一段时间。低浓度阿托品眼药水对近视的延缓作用确实和浓度相关，浓度越高效果越好，但同时浓度高的眼药水停止用药后会出现度数反弹。

度数反弹和年龄、基础度数以及以往的近视增长速度有关。年龄越小、度数越高、以往近视进展快的，有可能停药后近视进展快的概率就大。临床使用低浓度阿托品眼药水时，需要平衡浓度和效果的关系，0.02% 及以下浓度的阿托品眼药水反弹的机会较少。

同时选择停药的时机：年龄已经超过了最快的增长期、度数和眼轴近 2 年趋于稳定。可制订合理的停药策略，如逐步减少眼药水浓度或频次，并且密切随访，一旦出现停药后眼轴和度数快速增长则可马上启动用药。

34 长期使用低浓度阿托品眼药水是否会造成干眼？

尽管目前已有些临床研究结果显示，在近视发展快的年龄阶段使用低浓度阿托品眼药水不会影响青少年近视患者基础泪液分泌，不会造成小孩干眼。但是因为近视的管理是一个较长的过程，所以在此阶段，家长、小朋友以及专业人员仍别忘了关注泪膜的情况哦。

35 使用低浓度阿托品眼药水会产生过敏吗？

低浓度阿托品眼药水临床使用已有很多年，出现过敏反应的病例非常少。过敏属于特异性反应，存在个体差异，如本身是过敏体质应慎重使用，以往有阿托品过敏史者则不能使用。

36 低浓度阿托品眼药水会影响生长发育吗？

一般来讲，局部用药是不会进入体循环的，近视儿童连续使用低浓度阿托品眼药水 48 周血药浓度低于可检测定量下限，所以是不会影响生长发育的。

37 长期使用低浓度阿托品眼药水会导致眼睛变形吗？

是不会导致眼睛变形的。众所周知，矫正近视的眼镜是凹透镜：当小朋友配戴框架近视眼镜时，别人通过凹透镜镜片看到的小朋友眼睛其实是偏小的；度数越高，眼睛看上去偏小的效应就越明显。很多使用低浓度阿托品眼药水的小朋友都同时配戴框架近视眼镜，家长长期通过镜片看小朋友的眼睛觉得眼睛变小，就会误以为是眼药水的作用。这个认识是完全错误的，低浓度阿托品眼药水和配戴框架近视眼镜都是不会导致眼睛变小的。

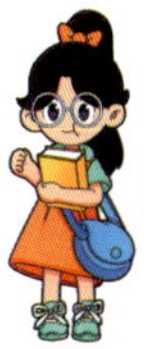

七、光学干预方案周期管理

38 常见的光学干预方法有防控型框架眼镜、角膜塑形镜（OK 镜）和多焦点软性隐形眼镜，应该如何选择？

首先，我们前面提到了 OK 镜和多焦点软性隐形眼镜属于隐形眼镜的验配范畴，因此需要在满足条件的情况下才可以选择哦～

其次，大多数防控型框架眼镜的原理是周边离焦，其防控的原理与 OK 镜和多焦点软性隐形眼镜是高度重合的，因此其防控效率也比较接近，家长在选择时可更聚焦于使用体验，而将防控效果的评价交给专业眼视光医生。

最后，给个选镜小窍门：

白天不想戴眼镜——OK 镜；

白天不想戴框架眼镜，但可以带隐形眼镜——多焦点软性隐形眼镜；

愿意白天戴镜，或更追求性价比，或频繁发作角膜炎、结膜炎等眼部疾病——防控型框架眼镜。

39 每个小朋友都能戴角膜塑形镜（OK 镜），或多焦点软性隐形眼镜吗？

OK 镜和多焦点软性隐形眼镜都属于角膜接触镜的范畴，也就是通俗意义上“隐形眼镜”的范畴，会在配戴时直接接触小朋友的眼睛，因此，验配前需要对小朋友的角膜形态进行检测，也就是进行“角膜地形图”的检查。除此以外，小朋友的眼表情况、泪膜情况、结膜情况也需要进行评估，如果是经常发作过敏性结膜炎的小朋友，可能就属于难以验配的人群。最后，考虑到摘戴镜片的安全性，我们建议小朋友最好年满 8 周岁后再进行相关的检查并进行验配。

40 离焦眼镜需要全天配戴吗？

是防控效果的核心保障，每天配戴≥12 小时才能维持稳定的离焦信号。有特殊需求时可短暂摘下，如运动、跳舞等，但累计摘镜时间不宜超过 2 小时 / 天。

41 防控型框架眼镜通常需要多久更换？

防控型框架眼镜的更换可参考以下情况中的任意一条：① 近视进展≥50 度，或出现明显的视力下降；② 散光进展≥100 度，或出现明显的视力下降；③ 镜片出现明显划痕（尤其是中央区域）；④ 镜框变形、瞳距增加等因素，使瞳孔无法定位在镜片中央区域。

通常情况下，青少年平均每 10 ~ 12 个月即需更换眼镜。

42 角膜塑形镜（OK 镜）停戴后近视会加速增长吗？

不会额外反弹，但需科学过渡。停戴后角膜逐渐恢复原状，需及时验配框架眼镜。若停戴时仍处近视进展期（如青春期），度数会按自然速度增长。

建议停戴前满足：

① 连续 2 年眼轴增速≤0.2mm/ 年；

② 年龄≥14 岁。

43 在做近视防控方案时，几种不同光学干预手段是否可以联用？

针对青少年近视防控方案的选择，不同光学镜片的联用确实是可以考虑的。目前，市面上光学防控镜片主要原理包括两种：离焦原理和点扩散原理，在临床中，可以根据青少年的实际需求进行相同原理或不同原理光学镜片的联合使用。

比如，有的小朋友会有周末长时间运动的需求，配戴框架眼镜不方便，就可以采取离焦软性隐形眼镜联合框架离焦镜的方式；有的小朋友近视度数很高、发展很快，超出了 OK 镜的矫正范围，无法达到白天完全摘镜的效果，可以采取晚上戴 OK 镜 + 白天戴点扩散镜片的方式，如果不同原理的光学镜片联用依然效果不佳，也可以考虑增加使用低浓度阿托品眼药水。

再次强调，无论是单方案或是联用方案，近视防控方案的制订一定要在正规医院有资质医生的指导下使用。

44 8 岁男孩，白天戴焦点软性隐形眼镜已经 1 年了，近半年近视控制效果不好，半年增加了 50 度，还想继续白天配戴隐形眼镜，有何办法帮助延缓近视进展？

白天配戴离焦软性隐形眼镜作为一种近视防控的方

法已经广泛使用，其给患儿带来很多方便，外观上给小朋友带来更多自信，喜欢运动打球之类、跳舞表演的小朋友更愿接受白天配戴这些特殊设计的软性隐形眼镜。

但临床应用中，却有一些小朋友近视控制效果不理想，如半年增加了 50 度，但仍希望继续配戴这样的镜片，则会建议同时使用低浓度阿托品眼药水，可以先每晚睡前使用 0.01% 低浓度阿托品眼药水，每 3 个月观察眼轴及度数的变化，如仍不理想，可改为早晚各 1 次，或者可直接使用 0.02% 低浓度阿托品眼药水。

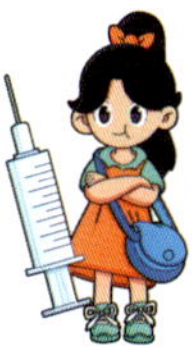

八、日常护理和特殊注意事项

45 点完眼药水能用眼睛按摩器吗？

如果需要使用眼睛按摩器，建议点完眼药水间隔 30 分钟以上再使用。具体情况请遵医嘱。

46 如果小朋友第二天需要打疫苗，需要停用低浓度阿托品眼药水吗？

不需要的，因为局部用药对全身不会产生影响。

47 叶黄素等补剂对近视防控有用吗?

尚无明确证据支持口服保健品可直接控制近视，营养均衡是近视防控的基础，但非治疗手段。应科学认识保健品，合理选择近视防控手段。

48 单支包装的低浓度阿托品眼药水使用后扣回盖子，放入冰箱冷藏，这样既封闭又是冷藏环境，第二天可以继续使用吗?

不可以。单支包装低浓度阿托品眼药水不含抑菌剂，开口后已暴露于空气中，即便再扣回盖子也无法达到完全隔绝空气的作用；冰箱冷藏室也依然会有多种菌源存在，无法保证眼药水无菌，因此并不推荐这种用法。

49 单支包装的低浓度阿托品眼药水可以 1 支用 2 天吗?

不可以。单剂量眼药水应单次使用，用完即弃。

单剂量眼药水实行无菌灌装处理，不含抑菌剂。不含抑菌剂的眼药水开启 10 小时，眼药水中即监测到致病菌。被致病菌污染的眼药水持续使用可能引起严重眼部感染，如金黄色葡萄球菌角膜溃疡、真菌性角膜溃疡。

50 小朋友有过敏性结膜炎，白天在使用抗过敏眼药水，还可以使用低浓度阿托品眼药水吗？

这个问题可以具体分为几种情况来分析。

第一种，小朋友目前处于过敏性结膜炎发作期仍在使用抗过敏眼药水，既往没有用过低浓度阿托品眼药水。针对这种情况，不建议在此时增加低浓度阿托品眼药水，一方面低浓度阿托品眼药水本身有引起及加重过敏的可能，另一方面过敏期的眼睛状态也容易对低浓度阿托品眼药水过敏。

第二种，小朋友一直使用低浓度阿托品眼药水，近期出现过敏症状，需要使用抗过敏眼药水，是否需要停用低浓度阿托品眼药水。此种情况通常无需停用低浓度阿托品眼药水，可加用抗过敏眼药水；可白天使用抗过敏药，晚上睡前使用低浓度阿托品眼药水，若睡前也需使用抗过敏眼药水，那么两种眼药水间隔 15 分钟即可。若小朋友过敏症状严重或控制不佳，则可考虑暂时停用低浓度阿托品眼药水。

51 眼部手术后多久可以使用低浓度阿托品眼药水？

眼部手术后建议结膜切口愈合后使用，通常时间为术后 2 周左右。具体情况请遵医嘱。

52 低浓度阿托品眼药水选择单支包装的好还是多剂量大瓶的好？

儿童近视防控是个长期的过程，因此更要注意保护儿童眼表健康。

多剂量大瓶包装含有抑菌剂。抑菌剂中的苯扎氯铵、苯扎溴铵等可对结膜和角膜产生损害，不能随意长期使用，所以建议使用不含抑菌剂的单剂量包装。

53 青少年能做近视手术吗？

激光手术要求：① 年满 18 岁；② 近视度数稳定 2 年（年增长≤50 度）。

需要明确的是，手术仅改变屈光度，无法消除高度近视的眼底病变风险。因此未成年期的重点是联合防控（如离焦镜 + 低浓度阿托品眼药水）使成年后度数≤600 度。

54 有些家长会问：每晚已经在使用低浓度阿托品眼药水了，验光检查还需要进行扩瞳验光吗？

儿童的调节作用较强，验光检查过程中如果睫状肌不能完全放松，会对验光结果有一定干扰，验出的近视度数可能会比实际度数偏高。因此，为了获得准确的验光结果，针对儿童屈光不正的患者，建议在睫状肌麻痹（就是充分放松）后进行验光检查，也就是日常所说的“扩瞳验光”。低浓度阿托品眼药水并不存在足够的睫状肌麻痹、放松调节的作用，因此是无法替代扩瞳这一步骤的。

07

第七章 护眼行动清单

已经近视的儿童青少年，除了使用低浓度阿托品眼药水，还需要：

01

验配合适的框架眼镜或角膜塑形镜；

02

保证每天至少累计 2 个小时以上的户外活动时间，阴天也有效！

03

减少近距离用眼时间，每连续近距阅读 20 分钟，应休息 20 秒；

04

保持正确用眼距离和姿势；

05

配置健康的室内照明；

06

均衡饮食，少吃甜食和油炸食品；

07

到正规医疗机构定期复查。

最后提醒：近视防控是马拉松，而非短跑！科学用药＋良好习惯＋定期随访，才能为孩子守住清晰视界。

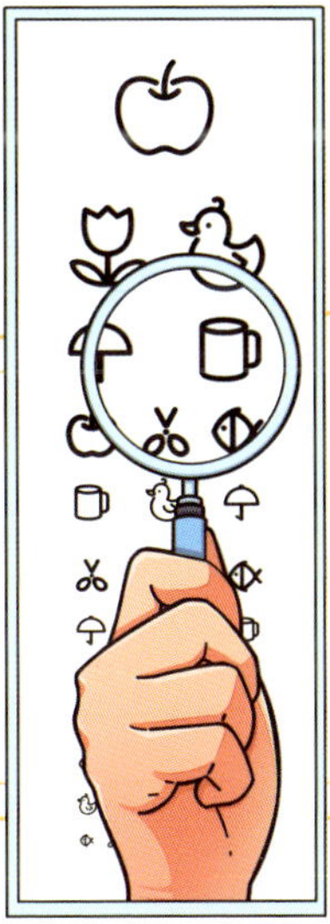

笔记页

笔记页

笔记页

笔记页

笔记页